내 몸의 병을 내가 고치는
우리 집 건강 주치의, 〈내 몸을 살린다〉 시리즈 북!

현대인들에게 건강관리는 자칫 소홀히 여겨질 수 있는 부분이기도 합니다. 소 잃고 외양간 고친다는 말처럼, 큰 질병에 걸리고 나서야 건강의 소중함을 깨닫는 경우가 적지 않기 때문입니다. 이에 〈내 몸을 살린다〉 시리즈는 일상 속의 작은 습관들과 평상시의 노력만으로도 건강한 상태를 유지할 수 있는 새로운 건강 지표를 제시합니다.

〈내 몸을 살린다〉는 오랜 시간 검증된 다양한 치료법, 과학적·의학적 수치를 통해 현대인들 누구나 쉽게 일상 속에 적용할 수 있도록 구성되었습니다. 가정의학부터 영양학, 대체의학까지 다양한 분야의 전문가들이 기획 집필한 이 시리즈는 몸과 마음의 건강 모두를 열망하는 현대인들의 요구에 걸맞게 가장 핵심적이고 실행 가능한 내용만을 선별해 모았습니다. 흔히 건강관리도 하나의 노력이라고 합니다. 건강한 것을 가까이 할수록 몸도 마음도 건강해집니다. 책장에 꽂아둔 〈내 몸을 살린다〉 시리즈가 여러분에게 풍부한 건강 지식 정보를 제공하여 건강한 삶을 영위하는 든든한 가정 주치의가 될 것입니다.

항산화제 내 몸을 살린다

정윤상 지음

모아북스
MOABOOKS

저자 소개

정 윤상 e-mail: ysjung30@gnbenglish.com
비즈니스, 교육컨설팅, 건강 분야 등 다양한 분야에서 집필을 하며 현재 저널리스트로 활동하고 있다. 최근 검증되지 않는 건강 정보로 인한 약물 오남용, 부작용에 시달리는 현대인들에게 정보 가치가 높은 건강콘텐츠를 제공하며 영역을 넓히고 있다
저서로는 『21세기 바이오테크놀러지의 파워 웰빙』, 논문 『바이오세라 2014 』, 『비타민, 내 몸을 살린다』, 『온열요법, 내 몸을 살린다』외 다수.

항산화제, 내 몸을 살린다

1판 1쇄 인쇄 | 2011년 06월 02일
1판 15쇄 발행 | 2012년 10월 15일

지은이 | 정윤상
발행인 | 이용길

발행처 | 모아북스 MOABOOKS
관리 | 정 윤
디자인 | 이룸

출판등록번호 | 제 10-1857호
등록일자 | 1999. 11. 15
등록된 곳 | 경기도 고양시 일산구 백석동 1332-1 레이크하임 404호
대표 전화 | 0505-627-9784
팩스 | 031-902-5236
홈페이지 | http://www.moabooks.com
이메일 | moabooks@hanmail.net
ISBN | 978-89-90539-94-6   03570

건강한 장수를 위한 항산화제 건강법

노화는 인간에게 피할 수 없는 숙명과 같습니다. 계절에 맞춰 꽃이 피고 지듯이, 인간도 나이가 들면 점차 육체의 활력이 떨어지고 질병 가능성도 높아질 수밖에 없습니다.

하지만 노화를 당연한 숙명으로만 받아들이는 것은 나태한 일일 것입니다. 같은 나무라도 잘 가꿔준 나무가 더 아름다운 꽃과 열매를 맺고 더 푸르러지는 것처럼, 건강도 타고난 이상으로 평소 관리가 중요합니다.

웰빙시대에 재조명되는 항산화제

최근 경제 수준이 향상되고 의학의 발전이 신기원을 이루면서 단순한 장수보다는 건강한 장수를 추구하는 이들이 많아졌습니다. 이는 평균수명이 부쩍 늘어났음에도 예전에는 찾아볼 수 없던 다양한 질병에 시달리는 이들이 많아졌기 때문입니다.

사실상 노화가 진행되면 어느 정도 잔병은 생길 수밖에 없습니다. 하지만 사회생활과 대인관계에까지 지장을 주는 큰 질병은 삶의 질을 저하시키고 경제적인 어려움을 불러오게 됩니다. 또한 비록 약과 병원에 의지해 수명을 이어간다고 한들 결코 건강한 장수라고 할 수 없습니다.

흔히 갱년기 이후 건강 상태 50%는 그 이전의 건강관리에 달려 있다고 합니다. 즉 젊을 때부터 신체 기능을 고려해 얼마나 건강을 잘 간수했는가가 노년까지 영향을 미치는 것이며, 이런 사실을 고려하면, 질병이 발생한 뒤의 치료가 아니라 질병이 발생하기 전의 예방과 관리가 건강한 장수를 좌우한다는 점을 돌이켜보게 됩니다.

지난 2002년 미국의 뉴욕 타임스에서 〈세계10대 건강식품〉을 발표한 적이 있습니다. 여기에 소개된 식품은 토마토, 마늘, 녹차, 시금치, 적포도주, 견과류, 브로콜리, 귀리, 연어, 블루베리였습니다.

그런데 이 음식들에는 한 가지 중요한 공통점이 있습니

다. 모든 음식들이 활성산소를 억제하는 각종 비타민과 미네랄 등의 항산화 성분이 다량 함유되어 있다는 점입니다. 이 항산화 성분은 쉽게 말해 몸이 녹슬어 노화하는 것을 막아주는 성분입니다.

즉 옛말에 '음식이 보약'이라고 한 것처럼 좋은 음식은 질병치료제이자 무병장수의 묘약이며, 평소 항산화 성분이 풍부한 음식을 섭취하고 생활습관을 건강하게 가지면 질병을 일으키는 노화를 지연시켜 나이보다 젊게 살고 질병에서 자유로워질 수 있다는 의미입니다.

건강의 핵심, 항산화 작용

최근 질병과 노화, 수명연장에 대한 연구가 활발하게 진행되고 있는데, 이 연구들에서 대표적으로 다루고 있는 부분이 바로 항산화 작용입니다.

항산화 작용은 우리 체내의 유해한 산소를 제거함으로써 세포가 녹슬고 오장육부가 퇴화하는 것을 막아주는 인체 작용을 뜻합니다. 나아가 이런 항산화 작용은 다양한 생활습관 및 식습관과 긴밀하게 연결되어 있어서, 평소 먹는 음식과 영양 보충, 건강한 생활습관을 유지하는 것이 중요합니다.

즉 오래 탄 자동차의 기름 찌꺼기, 지나친 장거리 운전 등으로 망가지기 전에 적절히 보수하고 정비해주듯이, 우리 몸도 항산화 작용을 극대화시킴으로써 질병이 생겨나기 전에 건강 상태를 최상으로 유지할 수 있다는 뜻입니다.

이 책은 바로 이 같은 인체의 항산화 작용과 우리 몸의 노화를 막아주는 항산화 식품과 항산화제에 대한 핵심적이고 적절한 정보들을 알기 쉽게 전달하기 위해 쓰여졌습니다.

- 급작스럽게 신체 기능이 떨어졌다고 느끼는 분들
- 늘 피로와 스트레스를 느끼시는 분들
- 노화와 항산화 작용에 대해 궁금하신 분들
- 일찍부터 최상의 건강 상태를 유지하고 싶으신 분들
- 노년기에 접어들고 계신 분들

이 모든 분들에게 이 책이 노화를 방지하고 질병을 예방하는 초석이 되기를 바랍니다.

정윤상

1장 한국인의 질병 보고서

1) 한국인의 건강 상태는 어떤가?

최근 많은 이들이 건강검진에 열심입니다. 특히 느년층에 들어선 이들 중에 많은 분들이 정기적으로 건강을 검진하고 질병을 예방하는 데 많은 비용을 지불하고 있습니다. 이는 건강도 평소의 관리가 중요하다는 인식이 커진 결과라는 점에서 분명히 긍정적인 현상이라고 할 수 있습니다.

양적 건강보다는 질적 건강이 중요하다

하지만 전체적인 건강 상태를 건강검진 하나로 평가하고 안심하기에는 부족합니다. 국제보건의료의 통계 분석을 살펴보면, 우리나라 국민들의 건강수준은 OECD 국가들의 평균 수준 이상으로 나타났습니다. 하지만 이는 표면적으로 드러난 수치이며, 또 다른 통계에 의하면 우리 국민 경우 다른 OECD 국가들에 비해 기대수명과 건강기대수명의 차이가 상당히 큰 것으로 나타났습니다.

기대수명과 건강기대수명은 명백히 다른 것으로서, 이 둘 사이의 격차가 크다는 것은 생존 기간 중에 질병이나 상해로 고생하는 시간이 길다는 것을 의미합니다.

또한 같은 통계에 의하면 "자신이 건강하다고 생각합니까?"라는 질문에 "그렇다"고 자신 있게 대답하는 사람이 많지 않아 주관적 건강 상태 또한 최저 수준으로 보고되었다고 합니다.

이는 우리 국민들의 건강 수준이 양적인 측면에서는 OECD 국가들 중에서 상위권이나, 질적인 측면에서는 하위권에 속한다는 것을 보여줍니다.

10명 중 4명이 만성질환을 앓고 있다

21세기에는 예방의학이 주목 받는 시대입니다. 의학 발전으로 평균수명이 늘어나고 급격히 노령화가 진행되면서 질병 발생률도 높아지고 있기 때문입니다. 따라서 이로 인한 사회경제적 부담을 감소시키고 건강한 장수를 독려하기 위해서는, 고령화에 따른 질병 환자가 다수 발생하기 전에

아직 건강한 상태의 국민 모두에게 질병 예방의 중요성을 알리는 적극적인 보건정책이 필요합니다. 실로 우리보다 앞서 고령화를 겪은 선진국들에서는 1980년대부터 국가 차원의 건강증진전략을 추진하고 있습니다.

그렇다면 과연 지금 한국인의 건강 상태는 어떤 지표를 기록하고 있을까요?

현재 한국 역시 고령화 사회로 나아가면서 10명 중 4명이 만성질환으로 시달리고 있는 상황입니다. 이로 인한 연간 생산성 손실액이 GDP의 1.7%에 이르고, 주요 질환에 대한 국가 관리 목표 개선과 실천 전략에 대한 요구도 높아지고 있습니다.

특히 한국인의 3대 질환 중에 가장 발병률이 높고 치명적이라고 알려진 것은 암과 당뇨, 심혈관 질환인데, 해마다 이 3대 질병으로 인한 사망자 비율이 높아지고 있으며, 따라서 이 질병들에 대한 보다 구체적인 대처가 시급한 상황입니다.

만성병의 원인은 무엇인가?

암과 당뇨, 심혈관 질환의 특징은 일단 발병하면 치료가 쉽지 않고 병을 앓는 기간이 길어서 무리한 치료비와 시간 등으로 경제적 여유를 손실하고 삶의 질을 떨어뜨린다는 점입니다. 이런 만성병들이 발생하는 원인들은 다양한데, 공통적인 한 가지가 있습니다. 평소의 생활습관과 더불어 골격 뒤틀림으로 몸의 균형이 무너져 있다는 점입니다. 특히 암의 경우는 생존율이 낮아 많은 고통과 슬픔을 안겨주는 병으로서, 추나요법학회의 통계에 의하면 평소의 식습관과 목뼈 비뚤어짐이 원인인 경우가 많고 장기적인 치료 기간을 요한다는 점에서 만성병, 혹은 생활 습관병으로 분류됩니다. 그렇다면 이런 만성병들은 과연 어디에서 비롯되었고, 어떤 방식으로 대처해야 할지를 연이어 살펴보도록 합시다.

1백20세 '초장수 시대' 가 다가온다

지구상에 존재하는 동물들 대다수는 성장 기간의 여섯 배까지 살 수 있다고 한다. 이런 이론에 따라 20세까지가 성장기인 인간의 수명도 1백20세까지 늘어날 수 있다는 전망이

잇따르고 있다. 문제는 건강이다. 오래 살면서 이런저런 병에 시달리며 고통받는다면 결코 즐거울 리가 없다. 그래서 '건강 장수'가 중요하다. 1백20세 '장수 만세' 시대에 건강하게 오래 살려면 어떻게 해야 할까. 그 비법을 알아보았다.

시쳇말로 벽에 똥칠할 때까지 살고 싶다고들 한다. 자기 몸도 가누지 못할 정도로 심신 기능이 떨어지더라도 오래 살고 싶은 욕망을 해학적으로 표현한 말이다. 각종 질병에 대처하지 못해 단명하던 과거에는 오래 사는 것 자체가 소원이었다. 의학이 발달하면서 1980년 국내에 2백명에 불과하던 100세인은 2000년에 2천2백명으로 증가했다. 미국과 일본에는 각각 수만 명의 100세인들이 있다. 미국 인구통계청은 2050년이면 100세 이상 사는 사람이 세계적으로 6백만명에 이를 것으로 전망했다.

최근에는 가까운 미래에 100세를 넘어 1백20세까지 살게 될 것이라는 전망이 여러 곳에서 나왔다. 지구상에 존재하는 동물의 대부분은 성장 기간의 여섯 배까지 산다고 한다. 이 이론대로라면 인간이 20세까지 성장한다고 볼 때 1백20세가 인간 수명의 한계인 셈이다. 여기에 유전자 복제, 생체 이식 기술의 발전으로 인간은 다른 동물과 달리 더 오래 살 수 있을 것으로 보인다. 1백20세가 최고 수명이 아니라 평균 수명인 시대가 올 것이라는 분석이 힘을 받는 이유이다. 실제로 일본 오사카 시는 지난해 1백20세 이상 장수인이 5천명 이상이라고 발표했다. 현지 언론 보도에 따르면, 최고령자인 1백52세 할아버지와 1백51세 할머니를 포함해 모두 79명이 1백40세 이상이고, 1백30세가 1천여 명, 1백20세가 3천9백여 명이다. 출생 연도가 뚜렷하지 않고 주민등록에도 기록되어 있지 않아 공식적인 통계는 아니지만 이런 사례에서 보듯 1백20세 수명 시대는 현실로 다가오고 있다.

따라서 요즘에는 오래 사는 만큼 벽에 똥칠하지 않고 장수하는 비결에 관심이 높아졌다. 김창오 세브란스병원 노인내과 교수는 "노인 대부분이 생의 마지막까지 건강을 유지하고 싶어 한다. 건강하지 않으면 오래 사는 것은 의미가 없다" 라고 말했다.

어떻게 하면 건강하게 오래 살 수 있을까. 그 비결은 장수인들의 공통점에서 엿볼 수 있다. 장수에 대한 세계 각국의 연구 결과를 종합하면, 장수인 열 명 중 아홉 명은 큰 병에 시달리지 않았다. 또 세 명 중 한 명은 치매에도 걸리지 않았다. 생의 마지막 몇 년 동안 신체적 장애가 급속히 진행되어 사망에 이른다는 점도 유사하다. 특히 장수 여성은 40세 이후 출산한 경험이 일반인에 비해 높았다. 미국에서 조사한 바에 따르면 40세 이후 출산 경험이 있는 일반 여성은 5.5%인 데 반해 장수인 여성은 19.2%였다.

장수인은 노화가 천천히 진행된다는 추정이 가능하다. 이른바 장수 유전자를 찾기 위한 연구가 세계 각국에서 활발한 이유이다. 국내에서도 장수 유전자를 찾는 연구가 한창이다. 박상철 서울대 노화고령사회연구소장은 "서양에서는 장수 유전자가 있다고 발표했지만, 한국 장수인에게서는 발견되지 않았다. 그러나 한국인 남성만의 장수 유전자는 따로 있다. 바로 알코올 분해효소이다. 그래서 한국 장수인, 특히 남성은 술을 잘 마신다. 이에 대한 연구를 더 진행할 예정이다"라고 말했다.

2) 현대인의 건강을 위협하는 다양한 원인들

건강한 사람들이 자주 하는 말 중에 하나가 "건강은 결코 하루아침에 이루어지지 않는다"는 말입니다. 즉 튼튼한 집 을 짓기 위해서는 한 장 한 장 벽돌을 충실하게 쌓아올리듯 이 건강도 매일 주의하며 다스려야 한다는 의미입니다. 마 찬가지로 우리 몸의 질병도 하루아침에 생겨나는 것이 결코 아닙니다. 현대사회는 우리의 건강을 위협하는 다양한 요인들이 산재해 있습니다. 질병도 원인을 알면 예방이 가능하듯이, 평소의 건강을 위협하는 요소들을 살피는 일 또한 질병의 예방에 도움이 됩니다.

잘못된 식습관

못 먹던 시절에는 많이 먹는 것이 복이고 부의 상징이었습니다. 하지만 지금은 다릅니다. 현대 문명인을 괴롭히는 고지혈증, 고혈당, 고혈압, 지방간, 비만 등은 결코 약만으로 치유될 수 있는 것이 아니며, 결국 과식, 영양 불균형 등 식생활의 문제라는 점에서 '식생활 병'이라고 불러도 과언이 아닐 것입니다.

지난 50년간 우리나라는 서구 문화를 급속도로 받아들였습니다. 여기에는 옷차림이나 문화뿐만 아니라 식탁도 포함됩니다. 과거에는 귀한 음식으로 여겨졌던 육류 위즈로 하는 식습관은 물론, 가공하거나 조미한 식품들, 간식류, 맛을 내는 조미료 등이 앞 다투어 등장한 것입니다. 또한 바쁜 생활로 인해 식사 시간 역시 불규칙해졌습니다.

또한 이 같은 잘못된 식습관이 영양의 불균형과 면역력

의 약화 등을 불러옴으로써 질병의 원인이 되고 있습니다.

영양의 손실

1912년 노벨의학상 수상자인 알렉시스 카렐 박사는 우리 생명의 근원은 토양이라고 주장했습니다. 인체 건강의 척도는 토양의 비옥도와 관련이 있다는 것입니다.

그런데 70년대부터 본격적으로 이루어진 화학농법으로 인해 현재 지구상의 토양은 중요한 영양소인 미네랄을 무려 70%나 손실했습니다. 즉 현재의 농법으로 재배된 농산물에서는 더 이상 건강한 미네랄을 얻기 힘들어진 것입니다.

1922년 미국 농림부(USDA)의 조사에 따르면, 1914년에는 사과 2개를 먹으면 1일 철분 양을 충분히 섭취했던 반면, 1922년에는 무려 13개의 사과를 먹어야 그 양을 채울 수 있다는 연구 결과가 나왔습니다. 일본의 과학기술청조사연구에서도 마찬가지였습니다. 1952년 시금치 1단이면 채울 수 있었던 철분양이 1993년에는 무려 19단의 시금치를 먹어야 충족되었습니다.

이는 우리가 일반적으로 먹고 있는 밥상위의 기준치를

넘어서는 미네랄을 기대하는 것이 어려워졌다는 뜻입니다. 나아가 미네랄은 인체의 활성화와 면역력과 긴밀한 연관을 가지는 영양소로서 미네랄 손실은 영양 불균형을 불러올 뿐 아니라, 불치병의 원인의 주요 원인이 되고 있습니다.

골격의 뒤틀림

우리 몸은 척추와 척추 사이에서부터 신경이 빠져나와 오장육부의 각 장기로 연결되어 흐르고 있습니다. 그런데 이 신경이 허리와 엉덩이 그리고 다리로 가는 신경의 압박으로 인해 원활하지 못할 때 다양한 질병이 발생하게 됩니다. 예로 척추 사이에서 나온 자율신경이 디스크나 골격 구조 문제로 압박을 당하면, 자율신경과 연결된 각 장기가 기능적 문제를 일으켜 신경계와 내과 등 척추의 부정렬로 인한 신경계 난치성 질병이 발병하는 것입니다

운동 부족

비만, 고혈압, 당뇨, 심장질환 등은 '운동부족병(運動不足病, hypokinetic disease)', 그리고 도시에 사는 사람들에게 많이 나타나서 '도호병' 또는 '도시병' 이라고도 불리기

도 합니다.

현대의 의학기술은 눈부시게 발달한 반면 심장 근육을 적절하게 사용하는 운동은 부족한 시대입니다. 2007년 보건복지가족부가 발표한 '국민건강영양조사' 결과를 보면 '한 번에 30분 이상, 한 주에 5일 이상' 걷기 실천율은 2005년 60.7%에서 2007년 45.7%로 2년 사이에 15% 포인트나 줄어든 반면, 비만율은 26.0%에서 2007년 31.7%로 약 10년 사이에 5.7% 늘었습니다. 이 같은 비만의 증가는 혈관 속의 지질 증가 등 다양한 후유증을 발생시켜 다양한 만성병과 생활습관병을 불러옵니다.

활성산소

활성산소는 인체 노화의 주범이라고 불리는 유해산소로서 우리 몸의 세포들을 녹슬게 만들어 질병과 노화의 원인이 됩니다. 이 활성산소는 공기 중 또는 음식물 등에 포함된 유해물질은 물론, 과격한 운동과 과식, 나아가 호흡을 하는 것만으로도 발생합니다.

하지만 고맙게도 우리 몸에는 이런 활성산소를 해독해주는 항산화 물질들이 일정 정도 분비됩니다. 이 물질들은 활성산소를 파괴해 세포의 수명을 연장시키는 역할을 하며, 이 항산화 물질이 충분히 만들어지는 동안에는 우리 몸도 건강할 수 있습니다. 하지만 잘못된 식습관과 노화가 가속화되면 이 항산화 물질의 생성 능력도 저하되어 활성산소에 대한 억제력이 약해지게 됩니다.

스트레스

현대는 복잡한 인간관계와 업무 관계, 스피드한 속도, 다양한 의무감 등 다양한 스트레스 요인들로 가득합니다. 실제로 한 언론사 통계에 의하면 일상생활에서 한국인의 80% 이상이 스트레스를 느끼며 살고 있으며, 현대병의 70%가 스트레스로 인해 발생한다는 연구 결과도 있습니다. 나아가 우리나라가 40대 남자 사망률 세계 1위라는 사실도 이 스트레스와 무관하지 않습니다.

스트레스가 상습적으로 부담을 지우면 우리 몸은 뇌세포가 위축되고 이에 대응하기 위해 특정 호르몬 분비량이 늘어나게 됩니다. 이 호르몬을 스트레스 호르몬이라고 하는데, 아드레날린, 도파민, 코르티솔 등이 대표적입니다. 이 같은 스트레스 호르몬들은 적절히 발생할 때는 긴장감과

근육 힘을 높여주지만, 과도하게 분비될 경우 혈압을 상승
시키고 심장박동을 빠르게 하며, 혈액 속 당분의 수치를 높
여 심혈관 질환 및 당뇨병 유발을 촉진합니다.

환경오염

코넬 대학교의 연구에 의하면 전 세계 사망률 40%는 수
질, 공기 그리고 토양 오염으로 인한 것이라고 발표한 바 있
으며, 세계보건기구(WHO) 역시 최근 급격한 인간 질병 증
가의 주요 원인이 환경오염이라고 밝힌 바 있습니다.

우리나라도 예외가 아닙니다. 대표적인 어린이 환경성
질환인 천식의 경우 그 발병률이 1964년 3.4%에서 2005년
18.6%(0-4세)로 증가하였고, 아토피 피부염은 1995년 초등
학생 16.3%, 중학생 7.3%이었으나, 2000년에는 각각
24.9%, 12.8%로 증가한 것으로 나타났습니다. 또한 이런
환경의 오염은 천식과 기관지염, 폐기종 등의 호흡기 질환
뿐만 아니라 악성 질병 1위를 차지하는 '암'에도 어김없이
영향을 미칩니다.

사실상 우리는 모두 몸 안에 일정한 수의 암세포를 가지
고 있습니다. 이는 본래 정상 세포였던 것이 농약, 식품첨

가물, 살균제, 화학물질 등등 다양한 외부 원인에서 발생하는 발암물질에 의해 암세포로 변화하는 것입니다. 다만 면역력이 강할 때는 이 암 세포의 퇴치가 가능하지만, 환경적 요인에서 유입된 유독물질들이 지나칠 경우 면역력이 파괴되면서 암세포가 증가하게 됩니다.

3) 세포의 노화는 질병을 불러온다

우리 몸의 질병은 결국 세포의 노화와 관련이 있습니다. 그렇다면 세포의 노화는 어떻게 이루어질까요?

앞서 설명했던 모든 요인들이 포함되겠지만, 그 중에서도 활성산소가 우리 세포의 노화에 미치는 영향은 지대합니다.

1991년 존스홉킨스 대학의 의학부는 "이 지구상의 인류가 앓고 있는 질병은 3만6천 가지가 있는데 이 질병의 모든 원인이 활성산소이다"라고 발표한 바 있습니다. 이후 세계의 의학계는 활성산소의 연구에 매진했고 결국 항산화에 대한 새로운 결과들을 내놓을 수 있었습니다.

자동차가 완전 연소되지 않는 배기가스를 배출하듯이 우리 몸에도 호흡하는 과정에서 우리 몸속으로 들어온 산소가 완전 연소하지 못하고 5%는 불완전 환원됩니다. 환경오염과 화학물질, 자외선, 혈액순환장애, 스트레스 등으로 산소가 과잉 생산되고, 사과 껍질을 벗기면 산소와 만나 누렇게 변하거나 철이 녹스는 것처럼 우리 몸도 이 활성산소로 인해 산화가 되는 것입니다.

이렇게 과잉 생산된 활성산소는 세포에 산화 작용을 일으키는데, 이렇게 되면 세포막, DNA, 그 외의 모든 세포 구조가 손상되고 손상 범위에 따라 세포가 기능을 잃거나 변질됩니다. 또한 활성산소는 몸속의 여러 아미노산을 산화시켜 단백질의 기능 저하를 가져오고, 핵산을 손상시켜 핵산 염기의 변형과 유리, 결합의 절단, 당의 산화분해 등을 일으켜 돌연변이나 암의 원인이 되기도 합니다. 또한 생리적 기능을 저하시켜 각종 질병과 노화의 원인이 되기도 합니다.

활성산소와 질병의 상관관계

- 1956년 미국 D - 하먼 교수는 암, 현대병이 활성산소와 관련이 있다고 학회 발표

- 1980년 미국 돗더 교수는 인간(人間)의 우발성 암의 원인은 활성산소에 있다고 발표

- 1980년 미국 와이즈만 박사는 활성산소가 발암성을 가진 것을 증명

- 1980년 암에 대한 활성산소 이론이 주목되면서 활성산소 군이 세포파괴 또는 혈관장애, 심장병, 뇌 질환 뿐만 아니라 발암작용의 주역이 된다고 밝혀짐

- 1995년 일본(日本) 암 학회에서 활성산소의 인체(人體)에 대한 실험으로 발암에 깊숙이 관련되어 있음을 증명

활성산소가 발생하는 2가지 원인

이처럼 활성산소는 우리 몸에 유해하므로 유해산소라고
도 불리는데, 활성산소가 발생하는 원인에는 두 가지가 있
습니다. 바로 내인성 요인과 외인성 요인입니다.

▶ 내인성 요인 : 호흡, 음식물 대사과정을 통해 일정량의
활성산소가 필연적으로 발생한다. 특히 과식이나 불규칙한
식사 습관, 화학 조미료가 첨가된 음식 섭취의 경우, 무리
한 소화 과정, 해독 작용을 유발해 더 많은 활성산소가 발
생한다.

▶ 외인성 요인 : 흡연 시 담배의 화학 성분, 매연에서 배
출되는 배기가스와 미세먼지, 변비에서 발생하는 췌장암
유발 성분인 매칠클로란트렌, 가공식품에 포함된 니트로소
아민, 스트레스에서 발생하는 스트레스 호르몬 등이 활성
산소의 발생률을 높이게 된다.

이렇게 발생한 활성산소는 우리 몸 구석구석에 맹독을
품고 퍼져나가는데, 특히 단백질을 녹여 혈관 벽을 헐게 만

들기도 합니다. 실로 최근의 연구 결과에 의하면 현대인의
질병 중 약 90%가 활성산소와 관련이 있다고 알려져 있으
며, 구체적으로 명명된 질병에는 암 · 동맥경화증 · 당뇨
병 · 뇌졸중 · 심근경색증 · 간염 · 신장염 · 아토피 · 파킨
슨병, 자외선과 방사선에 의한 질병 등이 있습니다.

〈활성산소가 공격하는 인체 부위〉

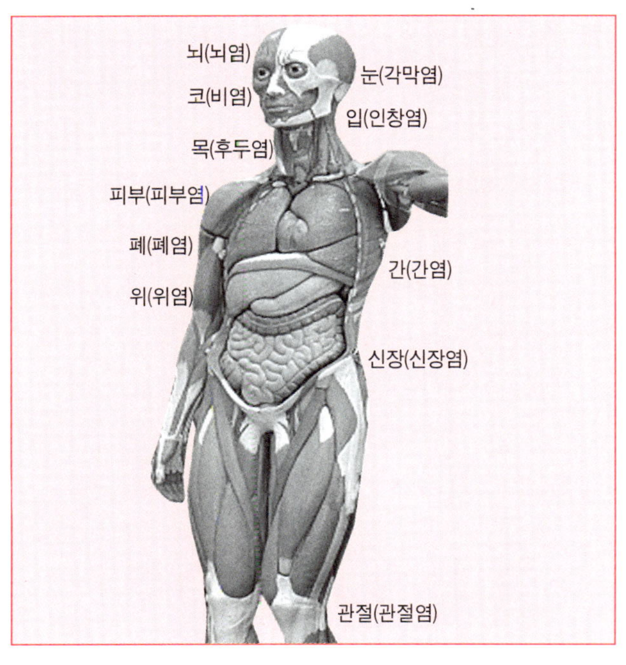

즉 위에서 언급한 질병을 예방하기 위해서는 몸속의 활성산소를 없애주면 되는데, 이처럼 산화를 억제하는 것을 '항산화 작용' 이라고 합니다. 그리고 다행히도 인체 내에는 인간의 조상으로부터 오랫 동안 환경 적응 유전자에 입력된 방어 시스템인 활성산소, 과산화지질 등을 제거해주는 물질이 있습니다.

이 체내에 존재하는 항산화 물질의 일정량은 체내에서 생성되고 일정량은 음식물의 섭취를 통해 충족되는데, 따라서 충분한 항산화제를 보충하면 체내에 부족한 항산화 물질을 보충하여 세포 손상을 막고 노화를 지연하는 효과를 거둘 수 있습니다. 즉 항산화 작용을 충분히 이해하고 이를 잘 활용하면 질병을 일으키는 세포 손상과 노화를 크게 방지할 수 있다는 의미입니다.

4) 당신의 노화 지수를 체크하자

사람은 너나할 것 없이 나이가 들수록 더 쉽게 피로를 느끼고 잔병치레가 잦아지게 됩니다. 이때 이것을 그저 '늙어서 그러려니' 생각하는 것은 위험한 발상입니다. 바로 여기에도 활성산소가 관여하기 때문입니다.

젊었을 때는 체내 항산화 물질의 생성과 역할이 활발하기 때문에 암, 현대병, 혈류장해 등의 발생(發生)을 예방하는 면역력이 높은데 비해 40세를 넘으면서 항산화 효소의 급격한 기능 저하로 각종 현대병, 암에 노출되게 됩니다.

즉 중년 이후 지나친 활성산소가 발생하면 이미 감소하고 있는 항산화 물질을 더 감소시켜 활성산소의 양이 늘어나면서 동맥경화, 심근경색, 당뇨 등을 불러오는 만큼, 이 항산화 물질이 풍부히 몸에 저장될 수 있을 만큼 평소의 식사 때 단백질과 미네랄, 효소가 풍부한 음식을 충분히 섭취해야 합니다.

다음은 우리의 노화 지수를 측정해볼 수 있는 간단한 체크리스트이므로 꼼꼼이 살펴보시고, 현재 내 건강 상태에 항산화 작용이 얼마나 절실한지를 가늠하는 기회로 삼아보시기 바랍니다.

나의 노화 수위 측정하기

방법: 해당되는 번호를 전부 더한 뒤 결과를 살펴보십시오.

1) 남성입니까, 여성입니까?

 ② 남성 ① 여성이지만 남자처럼 살아왔다 ◎ 여성

2) 조부모님들이 장수하셨습니까?

 ② 아니오 ① 보통이다 ◎ 예

3) 부모님 중 한 분이라도 60세 이전에 질병으로 사망하셨습니까?

 ② 예 ① 60세 이후에 돌아가셨다 ◎ 건강하심

4) 생활수준이 중류 이상입니까?

 ② 아니오 ① 보통이다 ◎ 예

5) 독자의 학력 수준이 높습니까?

 ② 아니오 ① 보통이다 ◎ 예

6) 대도시에서 살고 있습니까?

 ② 예 ① 잠깐 살았다 ◎ 아니오

7) 배우자와의 사이가 원만하고 좋습니까?

 ② 나쁘다 ① 보통이다 ◎ 예

8) 가족과 우애하며 살아왔습니까?

　　② 아니오 ① 잘 모르겠다 ◎ 예

9) 매주 3회 이상 운동을 합니까?

　　② 아니오 ① 가끔 한다 ◎ 예

10) 매일 6~8 시간씩 수면을 취하고 있습니까?

　　② 불면증이 있다 ① 형편에 따라 다르다 ◎ 잘 잔다

11) 10시간 이상 수면을 취하는 경우도 있습니까?

　　② 예 ① 가끔 그렇다 ◎ 아니오

12) 쉽게 화를 내거나 긴장하는 성격입니까?

　　② 예 ① 가끔 그렇다 ◎ 아니오

13) 거의 모든 시간을 즐겁게 보내고 있습니까?

　　② 아니오 ① 그런 편이다 ◎ 예

14) 매일 많은 담배를 피웁니까?

　　② 예 ① 조금 피운다 ◎ 아니오

15) 거의 매일 술을 마십니까?

　　② 예 ① 가끔 마신다 ◎ 아니오

16) 체중이 5~10kg 이상 초과되고 있습니까?

　　② 예 ① 약간 초과된다 ◎ 아니오

17) 체중이 4~8kg 이상 미달됩니까?

② 예 ① 다소 부족한 편이다 ◎ 아니오

18) 매년 정기 검진을 받으며 건강을 확인하고 있습니까?

② 아니오 ① 오래 전에 받았다 ◎ 예

19) 혈압이 높은 편에 속합니까?

② 예 ① 다소 높은 편이다 ◎ 아니오

20) 휴식 중 맥박수가 65회/분 이상입니까?

② 예 ① 가끔 그렇다 ◎ 아니오

21) 장기적인 만성질환이 있습니까?

② 예 ① 이전에 있었다 ◎ 아니오

22) 애완동물이나 화초를 기르십니까?

② 예 ① 가끔 그렇다 ◎ 아니오

23) 음식을 폭식하는 편입니까?

② 예 ① 가끔 그렇다 ◎ 아니오

24) 일찍 자고 일찍 일어납니까?

② 아니오 ① 가끔 늦게 일어난다 ◎ 예

25) 운동 후 피로회복 시간이 길게 필요합니까?

② 예 ① 가끔 그렇다 ◎ 아니오

26) 의욕상실이나 빈혈증세가 있습니까?

②예 ①가끔 있다 ◎아니오

27) 고지혈증 · 고혈압증 등이 있습니까?

②예 ①조금 있다 ◎아니오

28) 남보다 질병을 자주 앓는 편에 속합니까?

②예 ①그런 편이다 ◎아니오

29) 자신의 건강과 용모를 스스로 잘 가꾸십니까?

②아니오 ①그럴려고 한다 ◎예

30) 책읽기 · 글쓰기 · 영화감상 · 음악감상을 좋아합니까?

②아니오 ①가끔 한다 ◎예

31) 스스로 잘 웃고 낯을 잘 웃기기도 합니까?

②아니오 ①가끔 그렇다 ◎예

32) 식후에 꼭 이를 닦습니까?

②아니오 ①가끔 닦는다 ◎예

33) 좋지 않은 일은 잊어버리는 낙관적 성향입니까?

②아니오 ①그럴 때도 있다 ◎예

0~35점

당신은 100세 이상이라도 장수할 수 있습니다. 더 적극적인 삶을 지향하십시오.

36~69점

노력하면 얼마든지 장수할 수 있는 체질입니다. 신체 기능은 생활습관과 심리 상태의 영향을 받으므로 철저한 자기관리에 관심을 기울입시다.

70~90점

다소 자기관리를 잘못한 것 같습니다. 지금부터라도 부정적인 요소를 배제하고 생활습관을 미래 지향적으로 설계, 실천하도록 노력하십시오.

91~100점

좋지 않은 상태지만 너무 걱정할 것은 없습니다. 미래라는 말에는 반드시 '개선하겠다' 는 희망의 내용이 포함되어 있기 때문입니다.

2장 항산화 작용으로 생체 나이를 되돌려라

1) 인간은 원래 150살까지 살 수 있다

누구나 세월이 흐르면 늙게 됩니다. 머리카락이 가늘어지고 하얗게 세거나 빠지고, 피부에 주름살이 생기고 색소가 침착되며 건조해집니다. 노화는 외모에만 오는 것이 아닙니다. 노화가 상당 부분 진행되면 왕성했던 뇌세포가 줄어 기억력이 감퇴됩니다. 마찬가지로 시력과 청력, 후각과 미각, 촉각도 둔해집니다.

더 무서운 것은 체내의 변화입니다. 나이가 들면 우리 혈관 벽에 지방이 축적되어 부드러웠던 혈관이 점차 딱딱해지고 심장의 탄력성도 감소하며, 허파와 기관지도 마찬가지로 탄성이 줄어듭니다. 나아가 내분비 기능이 변화되고 근육, 관절, 뼈에 구멍이 생기고 약해지게 됩니다. 그리고 바로 이 모든 것이 인간이라면 누구나 겪는 노화의 증상입니다. 문제는 이런 노화 현상을 과연 그대로 방치할 것인가입니다.

노화의 기준은 무엇인가

이른바 노화 기준이라는 것이 있습니다. 이는 앞서 우리가 실시해본 체크리스트와 비슷하게 다양한 기준을 통해 자신의 몸 상태가 나이보다 젊은지 늙었는지를 확인하는 것입니다. 이는 선진국에서는 일반화된 검사 기준이나 국내에서는 대한노화방지연합회 이사장이자 차병원 의과대학 교수, 차움 노화연구소 소장을 겸하고 있는 배철영 박사의 노력으로 마련된 바 있습니다.

그는 다양한 신문 인터뷰에서 이렇게 노화 기준을 만든 배경에 대해 다음과 같이 설명했습니다.

"그동안 노화를 객관적으로 측정할 방법이 없어서 노화 방지 의학의 발전이 더딘 측면이 있다. 고혈압을 확인하려 해도 혈압을 재는 혈압계가 없었던 셈이다. … 현재 세계 각국은 생체 나이를 측정할 수 있는 시스템을 갖추고 있다. 임상 결과를 기초로 개발한 시스템이다. 한국에도 기준이 필요

즉 그의 기준에서 노화란 주민등록상의 나이가 아닌 육체적 건강으로 지배된다는 의미입니다. 또한 그는 이처럼 노화 기준에 따라 측정된 나이를 '생체 나이'라고 명명했습니다.

생체 나이는 30년까지 낮출 수 있다

그런데 한 가지 놀랍고 신기한 사실은 더 건강해지기 위해 노력하면 이 생체나이를 줄이고 노화 속도를 늦출 수 있다는 사실입니다. 배철영 박사의 설명에 의하면, 현재 50세인 한국 여성은 평균적으로 84세까지 살 수 있다는 통계가 있으며, 이 노화 속도를 2분의 1로 유지한다면 (84세-50세)×2배=68세 수명을 연장할 수 있다고 합니다. 즉, 50+68=1

백18세까지 살 수 있다는 것입니다.

나아가 이 생체 나이는 최대 30년까지 줄일 수 있다고 하며, 반대로 일시적인 충격이나 무절제한 생활로 최대 30년까지 늙은 사례도 있다고 합니다. 특히 나이가 많을수록 생체 나이 차이가 커지며, 현재 55세인 초등학교 동창생들 사이에서 생체 나이가 무려 15세 이상 벌어진 경우도 있다고 합니다.

나아가 배철영 박사에 의하면, 생체 나이를 낮추는 가장 중요한 요건은 큰 질병에 걸리지 않는 것입니다. 나아가 그는 "질병을 일으키는 요소 중 30%는 나쁜 생활 습관에서 온다"고 강조하며 나쁜 생활 습관을 바꾸어야 한다고 조언했습니다. 잘못된 사고방식과 불규칙한 일상생활, 지나친 스트레스, 흡연, 음주, 기호식품 과식, 과로, 수면부족, 약물남용, 공해 등으로 세포의 원상회복과 수리보수능력을 방해하는 습관들을 교정하면, 한결 젊은 생체 나이를 유지할 수 있다는 것입니다.

2011년 생체나이 낮추는 '안티에이징 라이프' 계획

	실천 방법	생체나이
영양습관	▶ 매일 아침식사하기	−1.1년
	▶ 소식하되, 균형잡힌 식사하기	−4년
	▶ 정제된 곡물보다는 통곡물 위주로 식사하기	−2.3~−1.2년
	▶ 흡연 또는 하루 4시간 이상 간접흡연 피하기	−6.4년
	▶ 하루 3잔 이상 음주 안 하기	−3년
운동습관	▶ 일주일에 3회 이상 심장박동수와 산소량을 높이는 운동하기	−6.4년
	▶ 규칙적으로 운동하기	−3.4년
리듬습관	▶ 매일 치실질과 양치질하기	−6.4년
	▶ 규칙적인 숙면	−3년
	▶ 6개월마다 잇몸 점검하기	−6.4년
	▶ 손과 식품을 자주 깨끗이 씻기	−0.4년
마음습관	▶ 빛 줄여 스트레스 관리하기	−8년
	▶ 고민거리 해결하기	−8년
	▶ 많이 웃기	−8~−1.7년
적극적인 관리습관	▶ 독감, 파상풍, 홍역, 풍진 등 예방주사 접종	−0.3년
	▶ 매일 비타민 복용	−0.4년
	▶ 약물 중독 벗어나기	−8년
	▶ 조기 검진	−12년
	▶ 만성질환 관리하기	−5~−3년

*자료=차움안티에이징라이프센터

2) 활성산소를 발생시키는 요인을 피해야 한다

앞서 우리는 생체 나이와 노화의 연관성을 살펴보았습니다. 그렇다면 노화의 가장 주된 원인인 활성산소는 반드시 짚고 넘어가야 할 주제일 것입니다.

흔히 활성산소는 나쁜 것이라고 알려져 있으나, 사실상 활성산소에 해로운 면만 있는 것은 아닙니다. 이 활성산소는 비단 건강하지 못한 인체뿐만 아니라 동물과 식물이라면 모두가 체내에 가지고 있는 물질로서 적당히 생성되면 체내에 침입하는 이물질(세균, 바이러스, 곰팡이, 니코틴 등)을 없애주는 중요한 물질이기도 합니다.

그러나 고도로 발달한 산업화 사회의 유해한 환경에서는, 체내에 적정량 이상의 활성산소가 생길 가능성이 높아지면서 이것이 도리어 인체 세포를 공격해 여러 질병의 원인이 되며 궁극적으로 빠른 노화를 불러올 가능성이 높아지고 있습니다.

따라서 이 같은 활성산소의 유해성을 방지하려면 그 발생 원인을 제거해야 하는데, 어쩔 수 없이 발생하게 되는 내인성 요인 외에 외인성 요인을 인지하고 주의를 기울여야 합니다. 다음은 활성산소를 발생시키는 외인성 요인들을 정리한 것으로서, 다음에 주의를 기울이면 활성산소로 인한 빠른 노화를 방지할 수 있습니다.

스트레스

활성산소를 발생시키는 가장 중요한 요인 중에 하나가 바로 스트레스입니다.

스트레스를 받으면 우리 몸은 신경과 호르몬계가 즉각적으로 작동함으로써 민감해지게 되는데, 이때 이 공격적 반응을 생성시키는 데 많은 에너지가 필요하고, 이 때문에 갑자기 엔진이 빨리 돌아가는 것처럼 몸의 가동력이 높아지면서 활성산소가 다량 발생하게 됩니다.

과식

음식물을 섭취하면 기본적으로 소화 과정에서 활성산소가 생기게 됩니다. 다만 이 정도에 그치면 큰 문제가 되지 않으나 문제가 되는 것은 과식입니다.

과식을 하면 과도한 활성산소가 발생하는 것과 동시에 그 과잉 칼로리를 보관하기 위해 더 많은 산소가 필요해지

면서 활성산소도 많아지게 됩니다. 소식하는 이들이 장수
하는 것도 바로 이 활성산소 생성을 억제하기 때문입니다.

흡연과 과음

담배 연기에는 타르와 니코틴도 문제이지만, 활성산소의
일종인 과산화수소가 포함되어 있습니다. 이 때문에 1개
피당 체내에 100조 개의 활성산소가 발생하는 만큼 활성
산소 발생을 미연에 방지하려면 반드시 금연을 실천해야
합니다.

대기오염

매일 배출되는 공장의 매연, 나아가 도시 혼탁화를 낳는
차의 배기가스 등의 공해 가스는 유력한 활성산소의 발생
원인이 됩니다.

또한 공해 가스에 포함된 독소의 경우는 더더욱 강력한
활성산소 히드록실 래디칼을 발생시킵니다.

자외선

자외선이 피부노화를 가져온다는 사실은 잘 알려져 있습

니다. 이는 자외선 속의 활성산소가 피부의 피지와 만나 과
산화지질이 되어 피부 건조와 주름을 만들기 때문입니다.
또한 활성산소가 피부 단백질과 만나면 멜라닌의 생성으로
인해 기미, 잡티가 생기게 됩니다.

지나친 운동

이른바 '만병통치약'이라고 불리는 운동도 한 가지 주의
할 점이 있습니다. 바르 활성산소의 지나친 발생입니다. 운
동을 하게 되면 지속적으로 호흡량이 많아지면서 산소가
분자화되어 활성산소가 생겨나는 것입니다.

실제로 단거리 달리기 선수들의 평균 수명은 일반인보다
짧은데, 이것도 활성산소가 우리 육체에 치명적인 독으로
작용하기 때문입니다.

이 때문에 일본의 스포츠 과학계는 마라톤 선수나 등반
가를 선발할 때 체내 활성산소 발생량을 측정해 점수에 반
영합니다. 좋은 운동선수가 되려면 체내 활성산소 발생량
이 적어야 하기 때문입니다.

간 보호 첫걸음은 항산화제 복용

우리 몸에서 가장 중요한 해독기관은? 잘 알고 있다시피 간이다. 간은 우리 몸의 화학공장이다. 몸에 필요한 물질을 만들고, 몸에 들어온 음식물을 영양분으로 바꾼다. 약물·독성물질을 해독해 배출하기도 한다. 간이 건강해야 신체기능이 정상적으로 돌아가는 이유다. 간 해독이 원활하려면 각종 약물과 알코올 등으로부터 간을 보호해야 한다. 간의 해독과정에 필요한 효소와 그 효소의 작용을 활발하게 하는 식품을 알아보자.

간의 해독과정은 크게 두 단계로 나뉜다. 준비과정인 1단계에선 간세포에 존재하는 시토크롬 P450 계열의 효소가 작용한다. 이 효소는 독성물질을 무독물질로 만든다. 하지만 부작용이 있다. 경우에 따라선 원하지 않는 부산물 또는 반응성 중간물질이 이 과정에서 생길 수 있다. 대부분 유해 활성산소인데 때론 독성물질보다 더 해롭다.

이런 부작용을 없애려면 기능성 영양소가 필요하다. 특히 활성산소를 효과적으로 제거하는 항산화제가 필수적이다. 종류는 다음과 같다. 엔-아세틸 시스테인은 양파와 마늘에 풍부하다. 코엔자임 큐텐은 연어·고등어 같은 기름진 생선이나 시금치·씨앗·견과류에 많다. 브로콜리·고추·오렌지 등 새콤한 과일과 딸기류에 많은 비타민 C와 씨앗·견과류·생선에 풍부한 비타민 E도 좋다. 셀레늄은 씨앗·견과류·생선에 많고, 베타카로틴은 당근·복숭아·수박·고구마에 풍부하다.

1단계에선 몇가지 식물성 영양소도 필요하다. 디-인돌릴메탄은 브로콜리·양배추·콜리플라워 등 십자화과 식물에 풍부하다. 과다한 여성호르몬이나 제초제·살충제에 많은 다이옥신 같은 환경호르몬을 해독하는 데 도움을 준다. 포도에 함유된 안토시아닌, 양파에 많이 들어 있는 퀘르세틴도 간을 보호하는 영양소다. 녹차의 폴리페놀도 같은 역할을 한다.

여기서 명심해야 할 것은 이런 항산화 물질이 유기적으로 움직인다는 점이다. 모든 게 골고루 있을 때 효과가 나타난다는 얘기다. 가령 간 해독에 쓰이는 코엔자임 큐텐은 산화된 비타민 E의 기능을 되살린다. 간을 해독하면서 또 다른 항산화제를 만드는 것이다. 항산화제는 또 활동영역과 역할이 다르다. 코엔자임 큐텐, 비타민 E는 지용성(기름에 녹는 물질)으로 세포막을 통과할 수 있다. 코엔자임 큐텐은 세포 내의 미토콘드리아에서 작용하고 비타민 E는 세포막에서 활동한다. 반면 수용성(물에서 녹는 물질)인 비타민 C는 혈액에서 활성산소를 제거한다.

〈이코노미스트〉 1072호 (2011.01.25) 권용욱 AG클리닉 원장

3) 활성산소를 제거하면 자연 수명 150세를 누릴 수 있다

모든 생물은 살아 있는 동안 계속 세포 분열을 하게 됨으로써 내인성 요인으로 인한 활성산소가 발생하게 됩니다. 또한 이외에도 앞서 살펴본 다양한 외인성 원인으로 인해서도 다량의 활성산소 발생이 지속되면서 서서히 노화를 겪게 됩니다.

때문에 활성산소를 많이 생성하는 흡연, 공해, 자외선, 식

품첨가물 등 각종 유해환경에 노출되는 것을 최소화하고, 스트레스를 적절히 해소시키고 적당한 운동을 유지해야 합니다.

또한 음식 역시 많이 섭취할수록 그만큼 많은 양의 활성산소가 만들어지므로 소식을 하는 것이 좋으며 항산화제를 많이 섭취하는 것도 한 방법입니다.

항산화제로 노화를 억제한다

하지만 이 노화 현상이 일방적으로 계속 진행되는 것만은 아닙니다. 우리 체내에 존재하는 과산화억제효소(SOD : superoxide dismutase)와 세포의 원상복귀를 돕는 촉매효소(catalase) 등이 노화 물질을 제거하는 노화 방지 기능을 담당하고 있기 때문입니다.

그리고 이 같은 회복 능력들이 활발하게 발휘될 경우 자연적인 인간의 수명은 120세에서 150세까지라고 합니다.

체내 항산화 효소들

종 류	역할	관여 물질
SOD	O_2^- 제거	구리, 아연, 망간으로부터 생성
CAT	O_2H_2 제거	철이 조효소로 작용
GPX	H_2O_2 제거	셀레늄이 조효소로 작용

각각의 활성산소에 대항하는 항산화제들

- O_2에 대항하는 항산화제

: SOD(구리, 아연, 망간), 비타민C, 폴리페놀, 플라보노이드, LIPOIC ACID

- H_2O_2에 대항하는 항산화제

: GPX, 셀레늄, 비타민 C, E, 베타카로틴, 폴리페놀, 플라보노이드, LIPOIC ACID

- OH^-에 대항하는 항산화제

: 비타민 C, E, 요산, 플라보노이드, LIPOIC ACID

- $1O_2$에 대항하는 항산화제

: 비타민A, E, 요산, 폴리페놀, 카로티노이드, 플라보노이드, LIPOIC ACID

항산화제에 대한 연구는 1969년 맥코드 프리도비히(McCord와 Fridovich)가 항산화 효소인 SOD를 발견한 뒤 생체 내의 활성산소와 이에 대한 방어 기구에 관심을 갖게 되면서 본격적으로 진행되었습니다.

이후 이 연구는 주로 식품 첨가물로서의 항산화제 개발에 집중되다가, 최근 각종 질병 및 노화에 활성산소가 직접적인 원인으로 작용한다는 사실이 밝혀지면서 그 초점이 노화억제 및 질병치료제로서의 항산화제 연구로 전환되고 있습니다. 그렇다면 항산화제는 어떤 기능을 가지고 있는지, 나아가 항산화제의 종류로는 어떤 것들이 있는지도 알아보도록 하겠습니다.

항산화제의 역할

ⓐ 노화작용을 억제한다.

ⓑ 콜레스테롤 수치를 낮춘다.

ⓒ 암의 발병을 억제한다.

ⓓ 환경오염으로부터 몸을 보호한다.

ⓔ 심장질환과 뇌졸중, 동맥경화 등을 예방한다.

ⓕ 알츠하이머의 진행을 느리게 한다.

ⓖ 시력상실의 원인이 되는 황반변성을 예방한다.

활성산소는 우리 몸의 산소가 필요한 대사과정 속에서 불가피하게 발생되며 매우 불안정한 상태로 존재하다가 우리 몸의 조직을 공격해서 세포를 산화시키고 손상시킨다.

활성산소에 의해 우리 몸의 단백질이 산화되거나 세포막의 지질이 산화되면 신체 기능이 떨어지고, DNA에 손상이 생기며 여러 질환을 유발시키게 된다.

대표적으로 암, 동맥경화, 당뇨병, 뇌졸중, 심근경색 아토피성 피부염 등이 이러한 활성산소와 관련된 질병으로 알려져 있는데, 실질적으로는 질환들의 약 90% 정도가 활성산소와 관련이 있다고 한다.

또한 활성산소는 우리의 피부를 촉촉하고 탄력적으로 가

꿔주며 관절, 힘줄, 인대, 근육 등을 유연하게 만들어주는 콜라겐과 섬유질을 공격하여 피부가 쳐지고 주름이 생기며 관절이 뻣뻣해지고 돔의 유연성이 떨어지게 되어 노화가 촉진된다.

이처럼 우리 몸의 질병을 유발시키고, 노화를 촉진시키는 원인인 활성산소에 의한 우리 몸의 산화를 막기 위한 치료가 항산화치료이다.

젊었을 때는 활성산소의 발생이 적고 인체 내 항산화력이 충분하기 때문에 질병에 저항력이 강하고 노화의 속도도 느리지만 나이가 들어가면서 활성산소의 발생이 늘고 항산화력은 떨어지기 때문에 각종 질병에 노출되기 쉽고 노화가 급격히 진행되는 것이다.

활성산소로 인해 나타나는 노화, 면역력 저하 등의 피해를 최소화하기 위해 항산화치료를 받아주는 것이 좋다고 할 수 있다.

강남구 역삼동에 위치한 더맑은 클리닉의 박민선 원장은 "활성산소는 우리 세포를 손상시켜 협심증, 심근경색증, 뇌졸중 등 혈관정애를 일으키거나 호르몬 분비장애를 일으켜 만성피로, 암 등을 유발할 수 있다. 또한 우리 몸의 노화를 촉진시킨다. 이처럼 우리 몸을 병들게 하는 활성산소를 제거한다면 좀더 건강한 삶을 살수 있다"며 "특히 활성산소를 제거하는 항산화치료는 세포를 직접 자극하는 고농도 비타민, 미네랄 치료는 세포의 생기를 되찾아주고 인체 내 산화 스트레스를 해소하여 만성피로의 치료에도 탁월한 효과가 있다"고 설명했다.

2011-01-24 〈노컷헬스〉 전범준 기자

4) 활성산소를 제거하는 강력한 항산화 물질들

항산화제는 활성산소의 독성 작용인 산화적 스트레스(Oxidative Stress)부터 인체를 방어하는 역할을 하며, 아래와 같은 3가지 기능이 있습니다.

1) 활성산소 발생 억제
2) 활성산소 제거
3) 활성산소에 의한 손상 부위의 재생

또한 항산화제에는 체내에서 생성되는 체내 항산화 효소
계 물질이 있고, 체외에서 음식물로 섭취되는 항산화 물질
이 있습니다.

체내 항산화 물질

- Superoxide Dismutase(SOD)
- 글루타티온 과산화 효소(Glutathione Peroxidase)
- 유비퀴논(Ubiquinone)
- 글루타티온(Glutathione)
- 요산과 빌리루빈(bilirubin) : 항산화 작용을 하며 과다
생성 시 각각 통풍과 황달의 원인이 됩니다.

- 멜라토닌(melatonin) : 생체 리듬에 관여해 수면을 유도
하는 동시에 항산화제의 역할을 하는 것으로 알려져 있습
니다.

- CoQ10 : 조효소의 일종으로 미토콘드리아에 존재하며
에너지 대사에 중요 역할을 담당하면서 항산화 작용을
합니다. 활성산소의 일종인 과산화라디칼(Lipid Percxy
Radical)을 제거하는 동시에 비타민 E의 재활용을 돕습
니다.

1) 카로테노이드(Carotenoid)

: 과일과 채소에 풍부한 노랗고 붉은색 등의 천연 색소로서 천연 항산화 물질입니다.

ⓐ 베타카로틴(βcarotene) : 몸 안에서 비타민 A로 바뀌는 베타카로틴은 몸 전체에서 항산화 역할을 합니다. 고구마, 호박, 당근, 망고, 시금치 등 노랗고 파란 과일과 야채 종류에 풍부하게 포함되어 있습니다.

ⓑ 라이코펜(Lycopene) : 붉은 색소로서 노화를 방지하는 역할을 합니다. 토마토, 수박, 자몽 등의 붉은 과일에 풍부합니다.

ⓒ 루테인(Lutein) : 시력을 보호하는 데 도움을 주고 황반변성을 예방합니다. 시금치와 양배추 같은 녹색 채소에 풍부하게 포함되어 있습니다.

2) 플라보노이드(Flavonoid)

: 역시 노화를 방지하는 역할을 하는 천연 항산화 성분입니다.

ⓐ 카테킨(Catechin) : 녹차와 포도 등에 함유된 성분으로 체내의 콜레스테롤 수치를 낮추고 동맥경화를 예방합니다.

ⓑ 레스베라트롤(Resveratrol) : 포도 껍질과 씨에 풍부하며, 콜레스테롤을 억제해 심장질환과 뇌졸중을 예방합니다.

ⓒ 프로안토시아니딘(Proanthocyanidin) : 포도 와 소나무 껍질에 풍부하며, 혈관을 보호하고 콜라겐을 강화해줍니다.

3) 이소플라본 (Isoflavone)

: 호르몬과 비슷한 구조를 가지고 있으며 콜레스테롤을 낮추는 역할을 합니다.

ⓐ 제니스테인(genistein) : 두부와 두유, 된장 등의 콩 제품에 풍부하게 함유되어 있으며 암을 억제하고 예방합니다.

ⓑ 다이드제인(daidzein) : 콩 제품에 풍부하게 함유되어 있으며, 암을 억제하고 숙취를 해소해줍니다.

4) 비타민 A, C, E

: 다양한 음식물을 통해 섭취할 수 있는 유용한 항산화 물

질로서 주로 과일, 견과류, 해조류 등에 풍부하게 포함되어 있습니다.

5) 미네랄

: 미네랄은 우리 몸에 중요한 미량 영양소로서, 이중에 셀레늄, 아연, 크롬, 망간 등이 항산화 역할을 수행합니다.

살펴본 것과 마찬가지로 위의 체내·체외 항산화 물질들은 건강한 생활습관과 건강한 식습관을 통해 우리 몸에 유입되어 노화 방지에 큰 역할을 합니다. 따라서 평소에 비타민과 미네랄이 풍부한 신선한 야채와 과일을 즐겨 먹으면 노화 방지에 큰 도움을 얻을 수 있습니다.

다만 노화가 상당히 진행된 중·노년기에는 체내 항산화 물질의 생성량이 줄어들고, 반면 활성산소 발생량은 증가하는 등 체내 항산화 능력이 감소하므로, 항산화 성분이 풍부한 비타민 C, E, 베타카로틴, 셀레늄, 멜라토닌, 프로폴리스 등을 섭취하는 것도 좋은 방법입니다.

3장 항산화제, 어떻게 노화를 방지하는가?

1) 항산화제와 식이요법

자동차는 몇 천 킬로 이상을 달리면 정기적으로 엔진오일을 갈아주고 브레이크 패드 등 주요 부품을 손보고 갈아주어야 합니다. 또한 평소 관리가 자동차의 수명을 결정하기도 합니다. 인간의 몸도 자동차와 다를 바가 없습니다. 몇 십 년간 활동하면서 고장 난 부분은 보수해주고 평소 관리를 통해 몸의 기능을 활성화시켜주어야 합니다. 그리고 바로 이 역할을 하는 것이 항산화 물질입니다.

적절한 식이요법이 항산화력을 높인다

항산화 물질을 섭취하는 가장 용이한 길은 항산화 물질을 적극적으로 섭취할 수 있는 통로를 만드는 일, 즉 적절한 식이요법을 시행하는 일입니다. KBS 방송국의 〈생로병사의 비밀〉에 등장한 사례는 항산화 물질이 우리 몸의 노화를 방지할 뿐만 아니라 암 같은 치명적 질병에까지 영향을 미친다는 것을 보여줍니다.

이 프로그램에 들어간 강 모(60)씨는 97년 폐암 3기 말을 진단받았음에도 이제 누구보다 건강한 상태를 유지하고 있습니다. 그런데 그의 밥상에 매끼 오르는 3대 음식이 있는데, 바로 마늘과 양파, 청국장입니다. 이 세 음식은 모두 항산화 물질이 풍부한 야채로서, 또 다른 출연자인 대장암 환자 김 모(48)씨 역시 비슷한 방식으로 암을 극복했습니다. 그렇다면 항산화 물질이 풍부한 음식들로는 무엇이 있는지 함께 알아보도록 합시다.

항산화 물질이 풍부한 음식들

항산화 물질을 가장 잘 섭취하는 길은 항산화 성분이 풍부한 음식을 섭취하는 것입니다. 다음은 대표적으로 잘 알려진 항산화 음식들을 정리한 것이니 충분히 숙지한 뒤 생활 속 섭취에 신경 쓰시기를 바랍니다.

• 다양한 야채

이미 오래전부터 우리는 갖가지 야채를 매끼 골고루 섭
취하는 것이 신체에 필요한 비타민과 무기질, 보조 영양소
를 섭취하는 가장 좋은 방법이자 심장의 건강을 지키고 암
에 대항하는 잠재능력을 높일 수 있다는 사실을 잘 알고 있
었습니다. 그런데 이 야채는 건강한 영양 공급 역할만 하는
것이 아닙니다. 바로 우리 몸 구석구석에 그에 적합한 항산
화 물질을 전달해 다양한 질병 가능성을 줄이고 활력을 높
이는 기능을 합니다.

한 예로 우리 뇌도 활성산소의 공격을 받으면 세포가 망
가져 퇴화하게 됩니다. 그런데 이와 관련해 13,388 명의 간
호사들을 대상으로 한 실험에서 이들의 10년간의 식습관을
조사한 결과, 브로콜리, 콜리플라워, 시금치, 상추 등을 많
이 섭취한 여성들은 60대 무렵 습득 능력이나 기억력이 감
퇴되는 비율이 현저하게 낮았다고 합니다. 또한 채소를 더
많이 섭취한 사람일수록 인지 능력이 더 우수하다는 사실
도 밝혀진 바 있습니다.

이는 다양한 야채에 함유된 필수 비타민, 무기질, 그리고
항산화 물질이 신체 지방을 감소시키고 열량을 낮추며 세
포의 파괴를 억제하기 때문입니다.

수많은 야채들 중에서도 컬러 푸드는 항산화 능력이 월등한 것으로 알려져 있습니다. 이는 각각의 색깔에 풍부한 항산화 물질이 포함되어 있기 때문입니다.

① 빨강 : 토마토, 딸기, 사과, 수박

- 토마토에는 강력한 항산화제인 라이코펜이 많습니다. 토마토의 경우는 기름으로 익히면 라이코펜이 최고 7배까지 높아집니다. 그 외 사과, 딸기, 수박도 좋습니다.

② 노랑 - 당근, 바나나, 오렌지, 단호박

- 당근에는 베타카로틴이 많은데 이는 강력한 항산화제이기도 하면서 몸속에서 비타민A로 바뀌어 노화방지에 효과적입니다. 그 외 바나나 오렌지 단호박 감 등이 있습니다.

③ 초록 - 브로콜리, 키위, 청포도, 시금치

- 브로콜리는 비타민 C가 레몬의 2배나 될 정도로 풍부합니다. 또한 줄기에는 비타민A가 많습니다. 그 외 키위, 청포도, 시금치 등이 있습니다.

④ 보라 - 와인 포도 가지 복분자

- 와인은 폴리페놀 함량이 높습니다. 와인의 원료가 되는 포도는 발효 처리를 하면 영양적 효능이 더 높아져 와인이 되면 항산화력이 더 높아집니다. 그 외 건포도, 가지, 복분자 등이 있습니다.

⑤ 검정 - 검은콩, 검은깨, 김, 미역

- 검은콩에는 안토시아닌이라는 수용성 색소 함량이 높은데 이것이 활성산소를 중화시키는 효과가 있습니다. 그 외 검은깨, 미역, 김 등이 있습니다.

• 견과류

호두, 땅콩, 호박씨, 아몬드 등의 견과류는 항산화 물질이 다량 포함되어 있을 뿐 아니라 육류를 대체할 만한 풍부한 단백질, 비타민과 미네랄, 그리고 식이섬유가 함유되어 있는 식품입니다. 또한 다양한 연구 결과에 의하면 견과류를 일상적으로 섭취하면 심장질환이나 당뇨병, 담석, 암 등을 예방한다고 합니다.

나아가 미국 펜실베이니아 주 스크랜튼 대학교의 조 빈

슨 박사의 연구 결과에 의하면 이 중에서도 호두는 고품질의 항산화 물질을 다량 함유하고 있어 다른 모든 견과류에 비해 영양적으로 상당히 뛰어나다고 합니다.

호두, 아몬드, 피너트, 피스타치오, 개암, 브라질너트, 캐슈너트, 마카다미아, 피칸 등 9종류의 견과류의 성분을 비교 분석한 결과 호두는 다른 견과류에 비해 고품질의 항산화 물질이 풍부하고 있고, 비타민 E보다 2~15배나 더 큰 효과를 가진다는 것입니다. 또한 견과류의 경우 열에 볶으면 항산화제가 상실되지만 호두는 생으로 섭취하므로 항산화 물질의 효과를 100% 누릴 수 있다고 합니다.

• 콩류와 곡류

두부, 콩, 두유, 된장과 청국장 등의 콩류는 항산화제인 이소플라본 등 식물성 에스트로겐을 많이 함유하고 있어서 항산화 작용에 큰 도움이 됩니다. 마찬가지로 현미와 여타 잡곡류에도 쌀눈과 배아 부분에 강력한 항산화 물질과 다양한 영양소가 포함되어 있는 만큼 평소 잡곡밥을 즐겨 먹으면 항산화 효과를 기대할 수 있습니다.

항산화제가 많이 함유되어 있는 음식

과 일	채 소
건자두, < 건포도, <블루베리, <블랙베리, <딸기, <라스베리, <자두, <오렌지, <체리	새싹채소, <브로콜리순, < 비트, <붉은 피망, <양파, <옥수수, <가지

2) 항산화와 운동요법

건강을 유지하고 노화를 방지하는 가장 좋은 습관 중에 하나가 운동입니다. 이 때문에 많은 의사들이 주 3회 이상 꾸준히 운동할 것을 권하며, 실로 많은 이들이 평상시 운동으로 건강을 유지하고 있습니다.

하지만 이 운동과 관련해 반드시 알아두어야 할 것이 바로 항산화 작용입니다. 과연 운동과 항산화 작용에는 어떤 관련이 있고, 어떻게 하면 운동의 항산화 작용을 극대화할 수 있는지를 숙지해야만 적절한 운동 요법을 실시할 수 있기 때문입니다.

과도한 운동은 활성산소를 발생시킨다

얼마 전 주목할 만한 연구결과가 발표되었습니다. 원광대학교 김종인 교수의 '직업별 평균 수명' 연구에 의하면, 11개 직업군 중 종교인의 평균 수명이 79.2세로 가장 높았던 반면 언론인은 64.6세로 가장 낮았고, 나아가 뜻밖으로 가장 건강하리라 추측되는 체육인의 평균수명이 67.3세로 11개 직업군 중 3번째로 짧았다고 합니다.

이 연구 결과에 의하면 이처럼 체육인들의 수명이 가장 짧은 이유는 과도한 운동으로 인한 활성산소의 증가 때문이라고 합니다.

이 연구 내용을 발표한 TV 프로그램에서 뉴질랜드 국가대표 육상선수인 사라 크리스티가 등장했는데, 그녀는 26세 때 국제대회 참가 중 악성 피부암 진단을 받았고 질병의 원인으로 활성산소가 지목되었습니다.

이는 평소 과도한 운동을 하는 운동선수들의 경우 산소 대사 과정 중 발생한 활성산소가 노화를 촉진시키고 암을 유발하기 때문입니다.

이처럼 과도한 운동이 활성산소를 발생시켜 오히려 건강을 위협한다는 사실이 알려지면서 이와 관련된 적절한 대처들이 마련되고 있습니다. 현재 뉴질랜드 국가대표 럭비 팀은 운동 후 반드시 수분과 과일을 섭취하는데, 이는 연습 시 과다하게 발생한 체내의 활성산소를 제거하기 위해서입니다.

또한 위에서 소개한 26세의 육상 국가대표였던 세라 크리스티는 그로부터 7년이 지난 후 다행히도 암을 완치했습니다. 그 비결은 바로 과일 위주의 식사였는데, 그녀의 사례가 소개된 이후 누질랜드의 암관리특별관리위원회는 일주일에 5번 과일을 먹을 것을 권하는 프로그램을 진행하고 있고, 노르웨이도 국민들의 건강을 위해 과일 섭취 캠페인을 벌이고 있다고 합니다.

나아가 현재 미국에서도 노화방지와 암 치료를 위해 채식을 통한 항산화 식이요법을 활용하고 있는데, 이 모든 노력들은 항산화 작용이 노화와 암 발생률을 낮춰준다는 명백한 증거일 것입니다.

과도한 운동이 다량의 활성산소를 발생시킨다는 사실이 알려진 이후로 지나친 운동이 가져오는 해악이 부각되고 있습니다. 이에 많은 전문가들이 올바른 운동법과 관련해 다음의 지침을 지킬 것을 당부하고 있습니다.

- 운동은 주 3회 이상 한다.
- 강도 높은 운동보다는 30~40분 정도의 가벼운 운동을 지속한다.
- 운동 중에 충분한 수분 섭취에 주의를 기울인다.
- 운동 전후로 과일과 야채, 항산화제 등을 섭취한다.
- 지나치게 힘들다고 생각되는 즉시 무리하지 말고 멈춘다.

3) 항산화와 건강기능식품의 이해

사실상 우리는 이미 언급한 야채나 과일, 다양한 곡류와 콩류 등 많은 음식물에서 항산화제 성분을 섭취하고 있다고 봐야 합니다. 하지만 스트레스와 공해, 그 외의 현대사회의 부정적 조건 하에서는 더 많은 양의 항산화 물질이 필요할 수밖에 없습니다. 즉 음식물을 섭취하는 것만으로는 그 필요량을 완전하게 충족시킬 수 없다는 의미입니다.

냉동과 가공으로 파괴되는 항산화 성분들

현재 우리는 산업사회의 여파가 남아 있는 복잡하고 바쁜 세상 속에서 살고 있습니다. 주변 환경이 복잡하다 보니 이는 우리의 식탁에도 고스란히 영향을 미칠 수 밖에 없습니다. 노력해서 과일과 야채를 섭취한다고는 하지만 이마저도 화학비료로 길러진 것들이라 항산화 성분의 포함 비율이 예전보다 낮습니다.

나아가 평소 식탁 위에 오르는 많은 식품들이 냉동 과정을 거치거나 가공된 것인 경우가 많습니다. 이는 여러 과정을 거치면서 음식 재료 본연이 가진 항산화 물질이 상당 부분 파괴되었다는 뜻입니다.

건강기능식품의 긍정적 효과

이처럼 가공과 냉동, 나아가 항산화 물질을 과도하게 소비해야 하는 환경에서는 단순히 먹거리만으로는 필요한 황산화 물질을 충분히 섭취하기 어렵습니다. 그런데 이 부족분을 메울 수 있는 좋은 방법이 있습니다. 바로 건강기능식품을 섭취하는 것입니다.

최근 들어 남녀노소 구분 없이 수많은 이들이 영양제나 건강보조제 같은 다양한 건강기능식품을 소비하고 있습니다. 이는 평소 바쁜 시간과 스케줄, 불규칙한 식사습관과 생활 등으로 부족해진 영양소를 공급하고 활력을 개선하기 위함입니다.

항산화제 역시 가장 훌륭한 건강기능식품으로서 여타 영양제보다 월등한 건강보조 효과를 가져옵니다. 간편하게 휴대가 가능하고 섭취가 쉬운 항산화제 제품은 건강한 식습관 못지 않게 건강에 중요한 도움이 될 수 있습니다.

4) 항산화제는 누구에게 필요한가?

항산화제의 기적적인 노화 방지 기능은 앞서 여러 번 설명한 바 있습니다. 그렇다면 이런 항산화제를 필요로 하는 이들은 누구일까요?

답부터 말씀드리자면 건강한 활력과 젊음을 되찾아주는 항산화제는 남녀노소 구분 없이 현대사회를 살아가는 누구에게나 필요하다고 할 수 있습니다.

• 노인 - 노년기에 들어서면 인체 내의 항산화 물질의 분비가 줄어들어 면역력이 떨어지고 노화가 급격히 진행되게 됩니다. 이때 항산화제의 복용은 급격한 노화 촉진을 방지하고 면역력을 키워주어 노년기의 잔병치레를 막아주고 활력을 증진시킵니다.

• 수험생 - 성장기 청소년들은 세포 활동이 왕성하고 활동량이 많은 만큼 활성산소의 생성량도 많을 수밖에 없습니다. 다행히 성장기에는 항산화 물질의 분비량도 많아 과도한 활성산소의 적절한 제거가 가능합니다. 다만 수험생

들의 경우 적지 않은 스트레스를 받아 활성산소 발생량이 증가할 뿐 아니라 이 과도한 활성산소가 뇌 활동을 방해할 수 있는데, 이때 항산화제의 복용은 수험생의 뇌 활력을 높여줍니다. 실제로 사냥개를 대상으로 항산화 식이요법을 시행하자, 인지능력이 개선되고 습득능력 퇴화 속도는 느려졌다는 결과가 있습니다.

• 운동을 즐겨 하는 분들 - 여러 번 언급했듯이 과도한 운동은 동시에 과도한 활성산소를 생성합니다. 따라서 운동 전후로 충분한 수분과 과일, 야채 등을 섭취하는 동시에 적절히 항산화제를 복용하면 활성산소로 인한 세포 파괴와 질병 발생률을 낮출 수 있습니다.

• 사무직 회사원 - 사무직은 컴퓨터 앞에 오래 앉아 있어 몸의 활력이 떨어지고 잦은 스트레스로 활성산소의 발생량이 증가할 수 있는 만큼 적절한 항산화제 복용이 장기간 근무로 인한 질병을 예방하는 데 도움이 될 수 있습니다.

• 육체노동을 하는 분들 - 육체노동을 하시는 분들 또한

과도한 움직임과 근력 소모로 인한 활성산소 발생 증가가
염려되는 만큼 채식과 과일의 섭취량을 늘리고 항산화제를
섭취함으로써 육체 노화를 방지할 수 있습니다.

• **가정주부** - 갱년기에 들어서는 주부들은 폐경기를 맞
이하면서 육체 활력과 기억력 등이 급격히 감퇴하게 됩니
다. 이때 항산화제는 폐경기로 인한 급격한 여성 호르몬 감
소로 인한 노화 가속화와 이로 인한 정신적인 노화 역시 방
지합니다.

• **질병을 앓고 있는 환자** - 암이나 당뇨, 그 외의 다양한
질병들은 대다수 세포의 파괴와 노화, 면역력 감퇴로 인한
것입니다. 따라서 치료와 동시에 항산화제를 섭취하면 질
병으로 인한 후유증을 감소시키고 회복력을 높여줄 수 있
습니다.

항산화제, 불임 남성의 생식능력 높인다

비타민과 미네랄이 풍부한 항산화제를 복용하면 불임 남성의 생식능력이 현저히 높아진다는 연구결과가 나왔다.

영국 셰필드대학교 남성과학센터 알란 페이세이 박사팀은 불임클리닉에 다니는 1000쌍의 부부를 대상으로 항산화제가 남자의 생식능력에 기여하는지 알아보는 실험을 했다. 불임클리닉에 다니는 이들은 대부분 남성의 정자 수가 적은 것이 원인이었다. 연구진은 체외수정이나 정자 주입술과 같은 방법을 쓴 34쌍의 부부를 대조군으로 설정하고 비교했다.

그 결과 항산화제 요법을 한 불임 남자는 전체는 아니지만 임신 가능성이 높아진 것으로 나타났다. 항산화제에는 비타민E, 아연, 마그네슘 등이 풍부한데 이것이 정자의 활동성을 높인 것으로 보인다.

　　원래 동식물의 체내 세포의 대사과정에서 생성되는 산소
화합물인 활성산소는 노화나 동맥경화, 암 등의 원인으로 작
용하는 것으로 알려져 있다. 활성산소는 적당량일 때 세균이
나 이물질로부터 몸을 지키지만 너무 많으면 정상세포까지
무차별로 공격, 각종 질병과 노화의 주범이 된다. 이것을 막
아주는 것이 항산화제의 역할.

　　연구진은 "노화를 막는 비타민이나 미네랄과 같은 항산화
물질이 불임으로 고민하는 남자의 생식력을 높인다는 것을
확인했다" 면서도 "하지만 전혀 효과가 없는 대상도 있을 수
있으므로 반드시 전문의와 상담해야 한다" 고 말했다.

　　이 연구결과는 '코크레인 문헌(Cochrane Library)' 에 실렸
으며 영국 BBC방송과 가디언 등이 19일 보도했다.

〈코메디닷컴〉 2011.01.20 손인규 기자

4장 항산화제, 내 몸을 살린다

1) 산성화 방지

우리 몸은 일정 정도 필연적으로 활성산소가 발생할 수밖에 없습니다. 하지만 이 활성산소가 과도해지면 체내의 불포화 지방산과 지질을 산화시켜 세포를 망가뜨리고 상하게 만듭니다. 또한 같은 방식으로 산화된 혈류 속의 콜레스테롤이 과산화지질로 변해 혈관 벽에 계속 부착되어 동맥경화 등을 일으킵니다.

또한 이 과산화 지질은 독성이 강하고 세포를 망가뜨리는데, 이는 인체 세포 구성비의 많은 부분이 산화되기 쉬운 지질이라 강력한 활성산소의 작용에 쉽게 영향을 받는 것입니다. 따라서 항산화 물질을 꾸준히 섭취해주면 이 같은 과산화지질의 발생과 이로 인한 세포 파괴를 막아 노화를 늦출 수 있습니다.

2) 뇌졸중, 심근경색, 동맥경화

최근 3대 현대병의 하나인 뇌경색, 심근경색, 동맥경화 등 혈류장애에 활성산소가 절대적인 영향을 미친다는 연구 결과가 속속 등장하고 있습니다.

앞서도 살펴보았듯이 활성산소는 혈류에 악영향을 미치고 혈관 벽을 헐게 만드는 만큼 항산화제를 집중적으로 섭취하면 혈관 개선에 도움을 줄 수 있습니다.

3) 암(癌)

암은 체질, 유전, 식생활, 정신적 영향 등의 요인들이 복합적으로 작용하지만, 발암 원인 중 대표적인 두 가지 요인은 첫째, 만성적인 자극으로 인한 세포 면역기능 저하, 둘째, 활성산소로 인해 정상 세포 내의 DNA가 돌연변이를 일으켜 암세포로 변화한 경우입니다.

이중에 DNA 돌연변이에 의한 발암은 활성산소가 그 주범이라는 사실이 많은 연구를 통해 발표된 바 있으며, 특히 일본 암 센터와 대학 연구소의 공동실험결과가 1994년 5월 22일 아사히신문에 게재되면서 큰 이목이 집중되었습니다. 암은 활성산소가 세포 내 유전정보 센터인 DNA를 공격해 이 내부의 정상적인 유전정보가 손상됨으로써 발생한다는 것입니다.

따라서 평소 항산화 식품과 항산화제를 적절히 섭취하면 암의 원인인 활성산소에 강력히 대응해 암을 예방하는 데 도움이 됩니다.

4) 당뇨병

당뇨병은 췌장에서 분비되는 체내 글리코겐이 증가하고, 반대로 혈당을 내려주는 호르몬인 인슐린이 부족해서 생깁니다.

이때 활성산소가 인슐린을 만들어내는 베타세포를 파괴해 당뇨가 발생한다는 증거가 있습니다. 또한 당뇨가 악화될 때 혈액 속의 과산화지질이 증가하고 이를 낮추면 당뇨가 호전된다는 면에서도 당뇨병 역시 활성산소와 과

산화지질이 베타세포를 파괴해 생기는 질병으로 블 수 있
습니다.

5) 각종 궤양

위궤양과 장 궤양 역시 스트레스, 고지방 식이, 수면부족
등으로 대량으로 발생한 활성산소가 정상세포를 파괴하여
생기는 것입니다. 따라서 식사와 생활 패턴을 조절하고 항
산화제를 적절히 섭취하면 궤양을 개선할 수 있습니다.

6) 기미, 주근깨 등 미용

피부에 주근깨나 기미, 주름이 생기는 것은 자외선을 받
은 피부에 활성산소가 발생해 멜라닌 색소를 형성한 결과
입니다. 나아가 몸의 노화가 급격히 진행될 때도 쉽게 주름
과 기미가 발생하는 만큼 활성산소를 방지하면 피부 건강
에도 도움이 됩니다.

이외에도 모든 질병의 80~90%가 활성산소로 인한 것이라는 수많은 연구 결과들이 있는 만큼 항산화제의 필요성을 인지하고 활성산소 증가를 억제하는 데 심혈을 기울이면 다양한 질환들을 예방할 수 있습니다.

5장 항산화제, 무엇이든 물어보세요

A : 항산화제는 다양한 종류와 성분으로 만들어지는 만큼 꼼꼼히 살펴보고, 무엇보다도 증상에 맞춰 제품을 선택하는 것이 좋습니다.

ⓐ 몸 전체에 항산화효과를 기대할 때 : 비타민A, C, E, 셀레늄, 아연 등이 포함된 항산화제

ⓑ 치매 예방과 기억력 개선 : 은행잎 엑기스

ⓒ 심장이 약하거나 운동량이 많을 때 : 코큐텐

ⓓ 손발이 차가울 떠 : 마늘기름

ⓔ 피곤하고 음주가 잦을 때 : 실리마린

ⓕ 시력이 약하고 컴퓨터를 자주 볼 때 : 루테인, 지아잔틴

하지만 무엇보다도 중요한 것은 항산화 물질 성분비입니다. 즉 항산화 물질의 배합 비율이 높고 항산화력이 강한 재료로 만들어진 것을 고르면 좋습니다.

A : 항산화제는 태아에 영향을 주는 후유증이 없는 성분으로서 임산부뿐만 아니라 오히려 태아에게 좋은 영향을 미칩니다. 필라델피아 소아병원 연구팀의 실험 결과, 임신 중 산모가 고지방 식사를 할 경우 치명적인 유리기과가 과도하게 생성되고 산화스트레스가 심해져 향후 태어난 아이에게 비만을 안겨줄 수 있는 반면, 임신 전 혹은 임신 중 항산화제를 먹는 것이 자녀의 비만률을 줄여주는 것으로 나타났습니다.

A : 류머티스 환자의 통증은 관절에서 뼈와 뼈 사이의 쿠

선 역할을 하는 고분자의 히아루론산이 파괴될 때 나타납니다. 이때 히아누른산을 파괴하는 것은 백혈구에서 만들어진 활성산소이므로 활성산소를 제거하면 적절한 효능을 볼 수 있습니다. 또한 갱년기의 급격한 노화와 활력 하강도 항산화제의 섭취를 통해 완화와 개선이 가능한 만큼 항산화제 섭취을 적극적으로 권장합니다.

A : 인간의 간장과 신장은 과산화지질이 가장 많이 거쳐 가는 곳인 만큼 활성산소의 활동량도 가장 높은 장기입니다. 이때 활성산소와 과산화지질의 발생량이 상승하면 간염, 신장염을 불러오는 만큼 항산화제를 통해 활성산소를 제거해주면 질병의 예후가 좋아지고, 질병이 발생하지 않았다 하더라도 해당 질병을 예방하는 데 도움이 됩니다.

A : 네, 그렇습니다. 게임, 핸드폰, TV 등 전자기기에 의한 전자파는 체내 백혈구 수에 영향을 주고 면역력을 떨어뜨리며 유해산소인 활성산소를 발생시킵니다. 따라서 컴퓨터를 장시간 사용할 때는 장시간 사용을 피하고, 사용하지 않는 전자제품은 코드를 뽑아두어야 합니다. 나아가 거리가 멀수록 전자파 피해가 적으므로 TV와 컴퓨터, 전자레인지와의 거리를 최대한 멀리하고, 전기장판, 헤어드라이기 등의 제품은 이용횟수를 줄이면 좋습니다.

젊음의 비결은 항산화 작용에 있다

무병장수는 누구나 가지는 꿈입니다. 하지만 막상 그 꿈을 현실에서 실현하는 사람은 그다지 많지 않습니다. 오래전 불로초를 찾아 헤맸던 진시황 역시 자신의 젊음을 불멸로 유지할 수 없었습니다.

하지만 현대의학은 이제 우리의 노화의 원인을 명확히 규명해냈고, 활성산소의 정체가 밝혀지면서 노화로 인한 다양한 질병과 고통을 예방할 수 있는 여건이 마련되었습니다. 평소의 올바른 생활습관, 건강한 식단, 나아가 항산화제의 도움으로 이제 불멸은 아닐지언정 건강한 장수를 누릴 수 있게 된 것입니다.

이 책은 바로 그 젊음의 비결인 항산화 작용에 대한 핵심
적 개괄을 다룸으로써 여러분들에게 활력과 건강을 되찾아
드리기 위해 쓰여졌습니다. 많은 분들이 이 책을 통해 더
건강하고 활기찬 삶을 이어가시기를 바랍니다.

MEMO